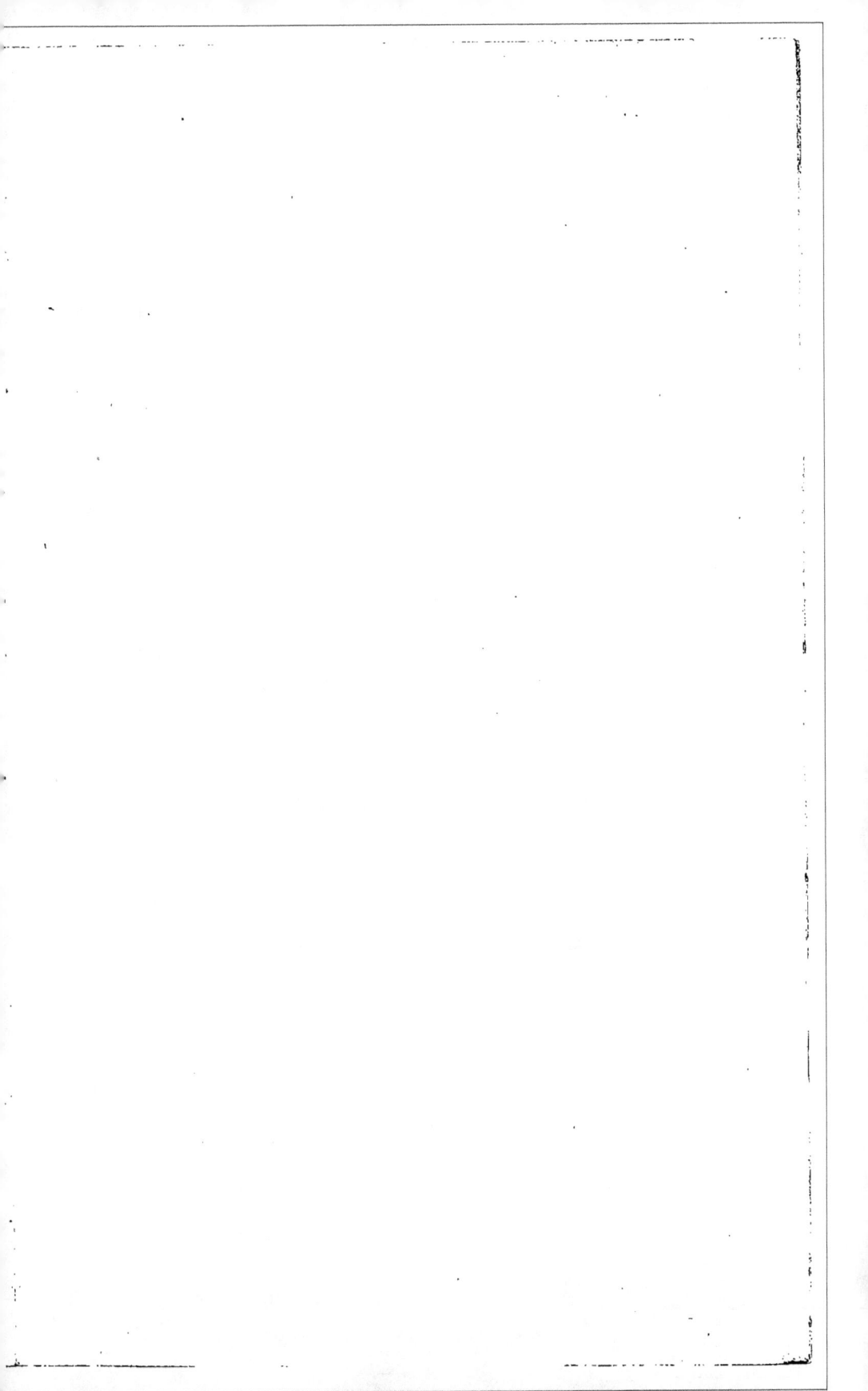

T 34
Ta. 24

MÉMOIRE

LU A L'INSTITUT LE 4 AOUT 1823,

PAR A. DESMOULINS.

MÉMOIRE

SUR LE RAPPORT QUI UNIT LE DÉVELOPPEMENT DU
NERF PNEUMO-GASTRIQUE A CELUI DES PAROIS DU
QUATRIÈME VENTRICULE , ET SUR LA COMPOSITION
DE LA MOELLE ÉPINIÈRE,

lu à l'Institut le 4 août 1823,

PAR A. DESMOULINS.

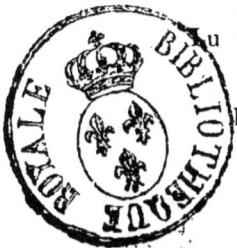

Dans mes mémoires présentés à l'Institut le 8 août
dernier, et précédemment au concours de 1821 , j'ai
démontré quel rapport constant de développement
proportionnel existe entre le nerf pneumo-gastrique
et les parois du quatrième ventricule. Ces parois se re-
lèvent en bords plus ou moins épais, se renflent en
lobes plus ou moins nombreux, selon qu'augmentent
le volume et le nombre des branches du nerf pneumo-
gastrique, tandis qu'il n'y a jamais aucun rapport
de proportion entre ce nerf et le cervelet.

Des poissons que j'avais alors examinés, la carpe
est celui où le volume du nerf pneumo-gastrique est
le plus considérable. Aussi les parois du quatrième
ventricule y sont-elles renflées en une paire de lobes
que surmonte un tubercule impair, lobes justement
les plus volumineux de l'encéphale de ce poisson; de
sorte que le quatrième ventricule de la carpe est tout-

1.

à-fait fermé par une voûte figurée , comme je viens de
le dire. Le cervelet, aussi peu développé que dans aucun autre poisson, recouvre le tubercule impair du
quatrième ventricule.

Dans le barbeau , espèce si voisine , mais où la huitième paire n'a pas d'excès notable quant au développement ordinaire, les trois lobes post-cérébelleux de la
carpe ont disparu. Le cervelet a au contraire un excès de développement proportionné à celui de la cinquième paire, dont la majeure partie se rend aux
quatre barbillons.

Il n'y a donc pas de rapport, pour le développement
en volume, entre le cervelet et les parois du quatrième
ventricule.

Et j'ai fait voir en outre que, chez les raies et les
squales , où, d'une part , le cervelet est à proportion
aussi développé que les lobes cérébraux chez les mammifères, et où, d'autre part, les parois du quatrième
ventricule ont un excès de développement supérieur à
ce qui existe partout ailleurs , moins la carpe , ces deux
accroissements extrêmes coïncident , quant au cervelet , avec le volume proportionnel de la cinquième
paire, quant au quatrième ventricule , avec le volume
proportionnel de la huitième paire.

Ce qui constitue deux combinaisons dans l'état réci-
proque de ces parties.

1° Dans la carpe , il y a développement isolé du quatrième ventricule , le cervelet restant dans une proportion ordinaire.

Dans le barbeau, le cervelet est seul très développé,

le quatrième ventricule restant dans une proportion
ordinaire.

2° Dans les raies et les squales, il y a à la fois extrême
développement du cervelet et du quatrième ventricule
par la simultanéité des causes qui, ailleurs, amènent,
séparément l'un de l'autre, chacun de ces développe-
ments.

Chez les raies et les squales, l'accroissement du quatrième ventricule ne porte pas seulement sur ses parois
plus étendues dans leur courbure et dans leur épaisseur; dans quelques espèces, il s'élève de son fond, des
deux côtés de la ligne médiane, cinq, six, ou sept paires
de petits tubercules disposés en double série; et de plus,
les bords de ses parois, repliés en dedans, servent d'en-
cadrement à une membrane ou valvule médullaire gri-
sâtre, qui en ferme supérieurement la cavité. Enfin les
parois du quatrième ventricule, formées par l'écartement des deux cordons supérieurs ou dorsaux de la
moelle, après s'être contournées en dehors suivant une
courbe variable, viennent se réunir derrière et sous le
cervelet, en forme de commissure sous laquelle passe
le canal général de l'axe cérébro-spinal. Cette commissure est adhérente au cervelet, dans les raies et les squales; dans les poissons osseux, elle en est séparée par
une fente ovalaire transversale qui s'ouvre dans le canal
général de l'axe cérébro-spinal. Puisqu'elle ne touche
même pas au cervelet, cette commissure ne fait donc
pas partie du cervelet. Dans les crapauds, elle n'ad-
hère pas non plus aux lobes optiques.

J'ai fait voir que cette commissure des parois du

quatrième ventricule, réfléchies en dedans, était ce que l'on avait pris pour le cervelet chez les batraciens. Car, chez ces reptiles, cette commissure est juxta-posée aux lobes optiques. Or, chez les squales, les raies et ailleurs, elle en est séparée par le cervelet. Ce nom de cervelet doit donc appartenir au lobe qui sépare cette commissure des lobes optiques ; et, puisque rien ne les sépare chez les batraciens, c'est donc que ces reptiles n'ont pas de cervelet.

Quoiqu'à cette époque j'eusse déjà préparé, sur sept esturgeons, dont un est déposé au cabinet d'anatomie, l'ensemble du système nerveux, pour les dessins de mon ouvrage, je n'avais pu y voir nettement la configuration du quatrième ventricule, parceque, dans cet animal, les enveloppes et les vaisseaux de l'encéphale se continuent avec le tissu d'une graisse toute semblable à celle des ruminants, graisse qui coiffe tout l'encéphale. Or, malgré mes précautions, les parois du quatrième ventricule, et ce que je pouvais supposer être le cervelet, avaient toujours été déchirés.

Enfin, dans une préparation sur un esturgeon de trois pieds et demi de long, faite ces jours-ci avec le plus grand soin par M. Magendie, tout l'encéphale a été maintenu dans une parfaite intégrité ; et j'ai pu vérifier ce que l'énorme excès de volume des nerfs pneumo-gastriques sur la moelle épinière dans cet animal m'avait déjà fait conclure lors de mes dissections précédentes.

Car, chaque nerf pneumo-gastrique dans l'esturgeon, durant son trajet de plus de trois pouces, soit dans la cavité du crâne, soit à travers ses parois, a au moins un tiers de diamètre de plus que la moelle épinière; de sorte que la somme des volumes de ces deux nerfs excède la somme en volume de toute la moelle épinière, et peut-être de tous les nerfs spinaux de l'animal.

Cet excès de volume des nerfs pneumo-gastriques de l'esturgeon m'avait fait penser que tout l'appareil encéphalique postérieur aux lobes optiques de cet animal appartenait au quatrième ventricule, car dans l'esturgeon le nerf pneumo-gastrique est encore plus développé que dans la carpe.

Or, le rapport entre le degré de développement des nerfs d'une part, et d'autre part du segment de l'axe cérébro-spinal, où ils s'insèrent, ne m'avait pas encore offert d'exception.

En effet, la préparation faite par M. Magendie montre que le grand lobe impair, en forme de cœur, étendu entre l'extrémité de la moelle épinière et les lobes optiques, n'est que le développement des parois du quatrième ventricule.

Seulement ici la voûte de la cavité, continue avec les bords latéraux du ventricule et avec leur commissure, au lieu d'être une simple valvule comme dans les raies, a au moins une ligne d'épaisseur. La commissure elle-même a une épaisseur triple de ce qu'elle est dans les raies.

La continuité de la voûte du quatrième ventricule avec la commissure de ses parois, dans les raies comme dans l'esturgeon, est un autre moyen de déterminer la nature de cette commissure. Car, là où il existe, jamais le cervelet ne sert d'insertion à rien d'analogue.

Or, cet accroissement des proportions des parois du quatrième ventricule chez l'esturgeon n'excède pas l'accroissement correspondant du nerf pneumo-gastrique. Quant à la clôture du quatrième ventricule par une voûte, nous avons déjà dit que, dans la carpe, cette voûte est renflée en trois lobes hémisphériques, au lieu d'être plane et horizontale comme dans l'esturgeon et les raies.

Il résulte de ces observations,

1° La confirmation du rapport invariable entre le développement des nerfs et celui du segment de l'axe cérébro-spinal où ces nerfs sont insérés ;

2° La démontsration que le cervelet n'existe pas dans l'esturgeon.

Ce qui réalise une troisième combinaison encéphalique dans les poissons, savoir, l'excès de grandeur des parois du quatrième ventricule, coïncidant avec l'absence de cervelet.

J'ai dit en commençant quelles étaient les deux autres combinaisons.

Mais l'esturgeon, chez les poissons, les grenouilles et les crapauds, chez les reptiles, ne sont pas les seuls animaux qui manquent de cervelet. M. Magendie et moi, par des dissections multipliées, et M. Magendie séparément, par des expériences physiologiques sur les crapauds et les grenouilles, la vipère et deux espèces de couleuvres, nous sommes assurés que ces animaux en sont aussi dépourvus. Il y a plus, c'est que, dans ces animaux, le nerf pneumo-gastrique, tout supérieur qu'il est proportionnellement à celui des mammifères, y étant moins développé que chez la plupart des poissons, les parois du quatrième ventricule sont diminuées dans le même rapport ; mais surtout la commissure des cordons dorsaux de la moelle, cordons dont l'écartement forme le quatrième ventricule, est moindre encore que chez les batraciens, dans la vipère surtout. Là, cette commissure est presque capillaire, et ne paraît que comme un petit filet blanc dont l'arc est soudé aux lobes optiques au-dessus du canal général.

– Néanmoins, attendu cet excès de volume du pneumo-gastrique de ces reptiles, relativement à ce qui se voit dans les mammifères et les oiseaux, il y a dans la vipère une paire de petits tubercules sur le fond du quatrième ventricule, à une ligne de distance de la commissure.

Dans les couleuvres, ce sont les cordons mêmes qui sont renflés à une demi-ligne à peu près de la commissure. Ici encore il est bien évident que, puisqu'il n'existe absolument rien entre les lobes optiques et la petite commissure des cordons formant les parois du quatrième ventricule, et puisque, chez les raies et les squales, le cervelet est situé entre cette commissure et les lobes optiques, c'est que le cervelet n'existe pas dans la vipère et les couleuvres.

Les deux tubercules du fond du quatrième ventricule, dans la vipère, existent au plus haut degré de développement chez la torpille, celle de toutes les raies où le nerf pneumo-gastrique est le plus développé, parce-

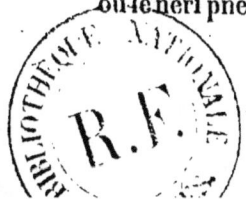

qu'il fournit quatre des cinq nerfs électro-moteurs.
Dans la torpille, le nerf pneumo-gastrique égale au
moins celui de l'esturgeon, mais sans avoir le même
excès que chez ce dernier, soit par rapport à la moelle
épinière, soit par rapport aux nerfs spinaux. Or, dans
la torpille, cette paire de lobes post-cérébelleux, ainsi
que les nombreux tubercules analogues des autres raies,
coexiste avec le cervelet, qui est seulement moins développé chez la torpille. De sorte que, chez elle, comme
chez la carpe, la plus volumineuse des paires de lobes
de l'encéphale est justement sans analogue chez les
mammifères, les oiseaux, et le plus grand nombre des
reptiles et des poissons.

De la composition de la moelle épinière.

Dans les mammifères et les oiseaux, la moelle épinière est formée de deux substances distinguées par
leur couleur en blanche et en grise ou cendrée. Cette
dernière est toujours concentrique à l'autre dans la
moelle épinière. Dans les lobes cérébraux et cérébel-
leux des mammifères, c'est au contraire la substance
blanche qui est concentrique à la grise ou cendrée.

On a cru que cette double disposition était con-
stante dans tous les cas de l'existence de ces parties,
et l'on a attribué à cette disposition inverse les effets et
les propriétés du cerveau d'une part, et de la moelle
épinière de l'autre.

Voici comment M. Tréviranus, dans un mémoire
publié à Bremen en 1820, et traduit dans les Archives
de médecine en 1825, raisonne sur cette hypothèse.

«Tous les animaux pourvus, dit-il, de cordon ra
» chidien possèdent deux substances différentes dans
» l'encéphale et le cordon rachidien ; savoir, la sub-
» stance corticale et la substance médullaire. . . . . ; »
et il en conclut que « plus la sphère *sensitive* (c'est
» l'ensemble des fonctions sensitives et intellectuelles)
» a de prépondérance sur la *végétative*, d'autant plus
» grande est la quantité de substance médullaire par
» rapport à celle de la substance corticale. »

Je vais montrer qu'à ce titre tous les poissons et les
reptiles que j'ai pu examiner auraient une vie sensitive, c'est-à-dire intellectuelle, supérieure à celle de
l'homme ; car, il n'y a pas un seul atome de matière
grise, cendrée ou corticale dans leur moelle épinière,
et plusieurs de leurs lobes encéphaliques n'ont que de
la matière blanche.

De son côté, M. Flourens (page 346 des Archives
générales de Médecine, t. 2.), après avoir expéri-
mentalement établi que « la moelle alongée, comme
la moelle épinière et comme les tubercules quadri-jumeaux, est irritable (c'est-à-dire conductrice des irri-
tations ou des mouvements), » ajoute :

« A cette similitude de propriétés se joint une similitude parallèle d'organisation : *la moelle épinière, la
moelle alongée*, qui n'est que *la moelle épinière* conti-
nuée, les tubercules quadri-jumeaux, qui ne sont que la
terminaison *de cette moelle, toutes ces parties*, c'est-
à-dire *toutes les parties irritables*, ont la substance
grise en dedans et la substance blanche en dehors. »

« Une disposition inverse de ces deux substances

forme le caractère des parties sensibles, c'est-à-dire
du cerveau et du cervelet. »

« On peut donc, *à priori*, continue-t-il, juger des
propriétés de ces parties par leur structure, et réciproquement de leur structure d'après leurs propriétés. »

On va voir que ces propositions *à priori* ne sont que
de pures suppositions.

Mais d'abord je fais observer qu'en conséquence de
ces principes, les reptiles et les poissons ne seraient
que sensibles et point irritables, c'est-à-dire seraient
tous paralytiques du mouvement ; car irritable, d'après
l'auteur cité, signifie conducteur du mouvement.

MM. Gall et Spurzheim raisonnent aussi dans la
supposition que la moelle épinière est partout com-
posée comme chez les mammifères.

De toutes ces prétentions à généraliser en physiologie, d'après des faits inexacts ou trop peu nombreux
d'anatomie comparée, il résulte qu'au moins dans la
pensée de leurs auteurs, l'anatomie comparée est,
sinon la base unique, au moins l'une des bases prin-
cipales de la physiologie.

Voici la vérité à l'égard du sujet des suppositions
précédentes.

Apostolo Arsaki (*Dissertation inaugurale sur le
cerveau et la moelle épinière*, soutenue à Halle,
en 1813) avait déjà observé que la moelle épinière de
la torpille était creusée d'un canal sur toute sa longueur, et que toute l'épaisseur de ses parois était formée seulement de matière blanche sans un *vestige* de
matière grise ou autre.

M. Magendie et moi avons reconnu la même structure et la même composition homogène de la moelle
épinière sur la vipère et les deux espèces citées de
couleuvre; seulement la cavité du canal est plus ample
dans la couleuvre que dans la vipère.

Je viens aussi de m'assurer de nouveau qu'il n'y a
pas un atome de matière grise ou d'autre matière que la
blanche dans la moelle épinière du congre, de l'esturgeon, du turbot, de la raie bouclée, de la feinte (espèce
d'alose), du gadus eglefinus, du trigle, de l'orphie et de
la tortue terrestre. Il faut prendre garde, en exami-
nant la section d'un tronçon quelconque pris sur la
longueur de la moelle épinière, de ne pas se laisser
faire illusion par l'ombre qu'interceptent les parois du
canal central, surtout dans l'esturgeon, où la coupe de
ce canal n'offre pas une courbe régulière, mais fes-
tonnée par quatre rayons. Car, en fendant la moelle
épinière de manière à développer sa surface inté-
rieure, on voit que cette surface est aussi blanche que
l'extérieure et que l'épaisseur qui les sépare. Bien en-
tendu que cette opération doit se faire sous l'eau.

La matière grise n'engendre donc pas la matière
blanche, puisque, dans les différents âges de l'esturgeon et du congre, comme je l'avais déjà vu, il
n'existe pas de matière grise.

Rien n'implique donc que là où elles existent ensemble, la matière blanche soit engendrée par la grise,
comme MM. Gall et Spurzheim l'ont établi.

Et comme, dans la moelle épinière de l'embryon
humain de trois mois, ainsi que je m'en suis assuré

avec M. Magendie, la matière blanche existe seule,
comme la matière grise ne se forme que la dernière,
soit dans la moelle soit aux lobes cérébraux même,
il est clair que si l'une engendrait l'autre, ce serait
plutôt la matière fibreuse blanche qui engendrerait la
grise ou cendrée, puisqu'elle la précède dans l'ordre
de formation. Mais cette double filiation est également fausse. Chacune de ces substances est immédia-
tement exhalée par les surfaces de la pie-mère con-
tiguë.

Enfin je me suis assuré que, dans les poissons, soit
osseux soit cartilagineux, il y a, pour chaque nerf
spinal, deux ordres de racines, les unes dorsales ou
supérieures, les autres abdominales ou inférieures;
que tout le long de l'épine les racines, soit la dorsale
soit l'abdominale, sont uniques et également capil-
laires dans toute la force du mot, chez le congre, où
les nerfs spinaux distribués à l'énorme masse des muscles sont très petits; que, dans l'homme, les nerfs qui se
rendent au plexus brachial ont chacun de sept à onze
racines dorsales et seulement deux abdominales; que
ceux qui appartiennent au dos n'ont que deux racines
à chaque origine (1); que les racines supérieures cor-
respondantes aux bras sont juxta-posées de manière à
représenter un quadrilatère de trois à quatre lignes sur
ses grands côtés, et de deux sur le plus petit; qu'au

(1) Ce fait n'a encore été bien représenté que dans l'atlas de
M. Gall, pl. II, fig. 1, 2, 4 et 5; mais M. Gall n'en a tiré aucune
conséquence, et ne l'a rapproché d'aucun fait analogue, il en est à
peine question dans le texte.

contraire, dans les couleuvres, il n'y a qu'un seul
ordre de racines, unique pour chaque nerf, et que
cet ordre est inférieur ou abdominal; que les racines
des nerfs spinaux et ces nerfs eux-mêmes sont, à proportion de la masse respective des muscles, plus gros
dans les reptiles que dans le congre et les autres poissons, différences en rapport avec la nature des milieux où vivent ces animaux.

Or, j'ai donné dans mon premier Mémoire le rapport de ces proportions du système nerveux et du système, musculaire des animaux vertébrés avec les milieux d'existence gazeux ou liquides de chaque animal;
et j'ai fait voir que la quantité de matière nerveuse
employée à exciter les mouvements était en raison
inverse de la densité respective des milieux d'existence (1); que réciproquement le constant excès proportionnel du développement des organes des sens dans
les poissons, sur ces mêmes organes dans les vertébrés à poumon, coïncide avec la nécessité d'une plus
grande action mécanique et chimique de ces appareils
sur les corps qui en sont le stimulus, attendu l'excès
d'affinité exercé sur ces corps par l'eau, milieu d'existence des poissons.

Cette rigoureuse proportion, soit directe soit inverse, entre les actions nerveuses relatives, soit à la
sensibilité soit au mouvement, d'une part, et entre
le volume, mais surtout entre les surfaces de leurs
organes, d'autre part; ces rapports également ri-

(1) M. Magendie a publié l'expression de ces rapports dans le
cahier d'avril 1822 de son Journal.

goureux entre les conditions mécaniques précitées et la densité des milieux d'existence des animaux, offrent une application nouvelle de cette pensée qu'un illustre anatomiste exprimait ainsi il y a quinze ans.

« Le plus grand service qu'on puisse rendre à la science est d'y faire place nette avant d'y rien construire, de commencer par renverser tous ces édifices fantastiques qui en hérissent les avenues, et qui empêchent de s'y engager les hommes à qui les sciences exactes ont donné l'heureuse habitude de ne se rendre qu'à l'évidence, ou du moins de classer les propositions d'après le degré de leur probabilité. Avec cette dernière précaution, il n'est aucune science qui ne puisse devenir presque géométrique; les chimistes l'ont prouvé dans ces derniers temps pour la leur, et j'espère que l'époque n'est pas éloignée où l'on en dira autant des anatomistes. »

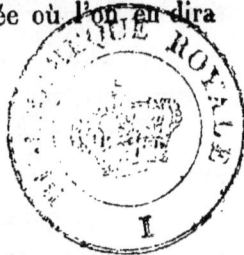

De l'Imprimerie de CELLOT, rue du Colombier, n° 50.